QUELQUES CONSIDÉRATIONS

SUR L'ÉPILEPSIE

ET PLUS SPÉCIALEMENT SUR

L'épilepsie associée à de certaines malformations du corps

EN GÉNERAL

ET DE LA TÊTE EN PARTICULIER

PAR

Albert VIELLE,

Docteur en médecine de la Faculté de Paris.

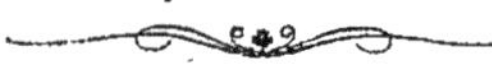

PARIS

A. PARENT, IMPRIMEUR DE LA FACULTÉ DE MÉDECINE

RUE MONSIEUR-LE-PRINCE, 29-31

1878

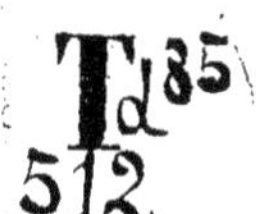

QUELQUES CONSIDÉRATIONS

SUR L'ÉPILEPSIE

QUELQUES CONSIDÉRATIONS

SUR L'ÉPILEPSIE

ET PLUS SPÉCIALEMENT SUR

L'épilepsie associée à de certaines malformations du corps

EN GÉNERAL

ET DE LA TETE EN PARTICULIER

PAR

Albert VIELLE,

Docteur en médecine de la Faculté de Paris.

PARIS

A. PARENT, IMPRIMEUR DE LA FACULTE DE MEDECINE

RUE MONSIEUR-LE-PRINCE, 29-31

1878

QUELQUES CONSIDÉRATIONS
SUR L'ÉPILEPSIE

ET PLUS SPÉCIALEMENT

SUR L'ÉPILEPSIE ASSOCIÉE A DE CERTAINES MALFORMATIONS

DU CORPS EN GÉNÉRAL

ET DE LA TÊTE EN PARTICULIER

CHAPITRE I.

CONSIDÉRATIONS GÉNÉRALES SUR L'ÉPILEPSIE.

§ I.

Qu'est-ce que l'épilepsie? On a beaucoup écrit sur ce sujet, mais il faut bien le reconnaître, la question est encore loin d'être vidée.

L'epilepsie n'est-elle qu'un symptôme, ou constitue-t-elle une espèce morbide, tel est le point en litige. Pour les anciens, la chose n'est pas douteuse, elle ressortait de la sémiologie ; pour la plupart des modernes, au contraire, elle doit rentrer dans le domaine de la nosologie.

Qu'il nous soit permis d'exposer dans ce travail le résultat de nos recherches et de nos méditations.

Deux phénomènes principaux (je ne veux ici tenir compte que des manifestations vulgaires de la maladie comitiale) spécialisent l'accès épileptique : la perte de connaissance et les convulsions. Tout le monde est d'accord sur ce point. Cependant en général on réserve la qualification d'épileptique à un certain nombre seulement d'individus dont les facultés intellectuelles sont subitement et temporairement anéanties, et les muscles plus ou moins violemment convulsés. Et encore pour les uns, tel malade est épileptique qui ne le sera pas pour les autres.

Un coup d'œil jeté rapidement sur les opinions des auteurs va nous montrer combien est grande la confusion qui règne dans l'histoire de l'épilepsie. N'en soyons pas étonnés : il ne peut qu'y avoir obscurité autour d'une question mal définie. Le démontrer est facile.

On divise généralement l'épilepsie en symptomatique, sympathique, idiopathique. Nous reviendrons tout à l'heure sur la valeur et la signification de ces termes. Cette trichotomie n'étant pas encore suffisante, l'épithète épileptiforme a été créée pour exprimer quelque chose qui avait je ne sais quelque dissemblance avec les accès épileptiques proprement dits. « La forme convulsive apoplectique, dit en effet Marcé, dans le chapitre qu'il consacre à la paralysie générale, peut revêtir toutes les apparences de l'attaque convulsive épileptique, avec cri initial, alternatives de pâleur et de rougeur de la figure, écume sanguinolente et convulsions spéciales. » Et un peu plus loin : « Quelques-uns des accès convulsifs isolés ressemblent trait pour trait au grand accès épileptique, etc. Chez quelques autres, la congestion revêt non-seulement l'aspect de la grande attaque, mais encore les caractères du simple vertige. »

C'est pour exprimer ces faits qu'existe le mot épileptiforme. « Il faut bien se garder, en effet, ajoute le même auteur, de prendre ces divers accidents épileptiformes pour de véritables accès d'épilepsie venant compliquer la maladie première. »

En vérité, je ne vois pas bien quelle différence il faut établir entre les accès épileptiques et les accès épileptiformes. N'ont-ils pas les uns et les autres, même physionomie, *même durée*, *même pronostic*, pour citer encore l'auteur précédent ?

Nous ne sommes pas au bout de cette terminologie vicieuse, née de la confusion qu'elle sert à entretenir. Non content du riche vocabulaire ci-dessus, les auteurs ont encore inventé l'éclampsie et la pseudo-épilepsie.

« Qu'est donc l'éclampsie relativement à l'épilepsie? En ne tenant compte que de la forme *convulsive*, l'épilepsie *symptomatique* ou *essentielle*, pour me servir des mauvaises divisions de l'école, n'est que de l'*éclampsie à retours*, et l'éclampsie n'est que l'épilepsie accidentelle et transitoire » (1).

Il y a là un chaos évidemment. Des expressions différentes ne doivent pas servir à peindre les mêmes choses, dans un rigoureux langage scientifique.

(1) Trousseau. Clinique médicale de l'Hôtel-Dieu, 3e édit., t. II, ch. XL, p. 80.

Examinons s'il ne serait pas possible de les simplifier, en les réduisant à l'unité.

Et d'abord quel est le sens attaché aujourd'hui à chacune d'elles ?

Il est évident que l'épilepsie décrite par les anciens auteurs ou même par certains des modernes n'est que le symptôme de lésions multiples et disparates. C'est à celle-là qu'on impose l'étiquette d'épilepsie symptomatique. Qu'est-ce à dire sinon que dans ces cas il existe une lésion quelconque (vices de conformation du crâne, altération des méninges ou du cerveau, traumatisme, etc., dont dépendent les manifestations comitiales? Celles-ci, soit dit en passant, peuvent être pendant quelque temps les seuls indices du désordre plus ou moins grave de l'encéphale ou de ses enveloppes.

Dans d'autres circonstances, l'épilepsie est de cause périphérique. Elle prend sa source dans la poitrine, dans le ventre, ou bien se rattache à une lésion des nerfs, les centres nerveux restant intacts, c'est l'épilepsie sympatique.

La troisième coupe comprend tous les cas où on ne trouve à l'autopsie ni lésion prochaine ni lésion éloignée ; et l'épilepsie est dite idiopathique ou essentielle, quand elle frappe des individus prédisposés aux névroses ou hautement impressionnables. Elle les frappe à l'occasion d'une émotion vive comme la frayeur, la colère, etc., ou sans cause saisissable.

D'autre part, on réserve la désignation d'accès épileptiformes pour les convulsions de la méningo-encéphalite diffuse, de la méningite simple ou tuberculeuse, etc., et celle d'éclampsie pour les convulsions qui éclatent si fréquemment au début de la variole, de la rougeole, etc., chez les enfants, ou qui saisissent une femme enceinte et albuminurique, un saturnin, un brightique.

Dans tous ces cas, la cause des accès convulsifs seule a varié. Les accès présentent tous le même aspect ; ils sont un, et répondent au double caractère sans lequel il n'y a pas d'épilepsie.

Ainsi, pour résumer, l'épilepsie est idiopathique, sympathique ou symptomatique. Ainsi, à côté des accès épileptiques on admet des accès épileptiformes et des accès éclamptiques. Qu'on veuille bien réfléchir un instant, et il deviendra clair, patent, indéniable qu'on décrit sous la même rubrique, épilepsie, des manifestations morbides que dans certains cas on regarde comme constituant toute la maladie et dans d'autres comme trahissant seulement une lésion, un désordre. Il deviendra manifeste que s'il y a épilepsie symptomatique, il ne peut y avoir accès épileptiformes et réciproquement. Enfin, le tableau clinique de l'accès d'éclampsie ressemblant à s'y méprendre à l'accès d'épilepsie, puisque, à ne tenir compte, dit Trousseau, que des accidents convulsifs qui les caractérisent, rien ne distingue ces deux affections. Quelle raison, quelle utilité de les individualiser sous des noms différents?

Dans notre classification nosologique actuelle, les maladies tirant leur dénomination de la lésion anatomique, que signifie le mot épilepsie? Il n'implique aucune lésion, aucune altération, il s'adresse simplement à un ensemble symptomatique ; il ne préjuge rien de la cause : c'est un terme de sémiologie au même titre que les mots délire, tremblement, fièvre, etc. C'est pourquoi l'esprit n'est pas satisfait, quand il a posé le diagnostic : épilepsie. Il ne l'est pas plus que lorsqu'il constate des vomissements, une hémoptysie, pour montrer clairement ma pensée, si, interrogeant un épileptique, j'apprends qu'il a eu la syphilis, je rattache aussitôt les accidents actuels aux produits tertiaires de la maladie dont il est entaché; de même si je constate un traumatisme, si je soupçonne un tubercule du cerveau, si j'aperçois un vice de conformation des os céphaliques, etc. De même encore, en présence d'accès avec perte de connaissance et convulsions, je sais à quoi m'en tenir quand j'ai trouvé de l'albumine dans les urines, des indices d'un empoisonnement par le plomb, le mercure, l'alcool et l'absinthe, etc.

Rechercher la cause c'est la première impulsion de l'esprit, car la cause c'est tout le mal : l'épilepsie n'est qu'un symptôme.

Cependant il arrive que le symptôme semble constituer toute la maladie (il en est du reste souvent ainsi). Non-seulement l'examen clinique ne peut rattacher les phénomènes à aucune lésion, mais encore l'examen anatomique est sans résultat. L'autopsie ne révèle aucune altération matérielle appréciable à laquelle on puisse, soit de loin, soit de près, imputer les convulsions épileptiques. L'histologie soulèvera-t-elle quelque jour le voile qui nous dérobe la cause prochaine de la maladie? C'est ce qu'il est bien difficile de prévoir et nous ne sommes pas plus avancés aujourd'hui que du temps de Van Swieten qui s'écriait :

« Dum, viso epileptico territus homo corripitur eodem « morbo, quis definire audebit, quid tunc mutatum fue- « rit in corpore ? »

Mais encore si nous manquons ici de substratum organique, si les éléments nerveux sont histologiquement indemnes, est-on en droit d'affirmer que les convulsions sont un fait essentiel, spontané? et que l'individu frappé est par ailleurs, en dehors de ses attaques, dans un état absolument physiologique? Un enfant devient épileptique par imitation ou parce qu'il nourrit un tænia dans son tube digestif : qui n'est étonné de la grandeur de l'effet, comparé à la petitesse de la cause? L'étonnement diminue, si, remontant au delà des phénomènes présents, on étudie la modalité réactionnelle du sujet. Il est très-émotile, très-impressionnable, d'un caractère bizarre, son système nerveux est irritable : il est faible ou mal organisé avec mauvais antécédents héréditaires : l'équilibre y est rompu entre le pouvoir qui perçoit et la chose perçue. Aussi, telle impression qui sera de nul effet sur une constitution déterminera l'accès sur une autre. Je n'admets donc pas que l'épilepsie puisse s'installer brutalement dans des centres nerveux non préparés. C'était l'opinion de Tissot : « Pour produire l'épilepsie, dit-il, il faut nécessairement deux choses : 1° une disposition du cerveau à entrer en contraction plus aisément qu'en santé; 2° une cause d'irritation qui mette en action cette disposition. » Sans cette disposition particulière, il ne saurait y avoir d'épileptiques; voilà pourquoi les mêmes causes ne produisent pas toujours les mêmes effets. Reste à se demander à quoi tient cette disposition? à un trouble fonctionnel? à une lésion organique? Il n'est guère facile de comprendre un trouble de la fonction sans une modification dans l'agent de celle-ci. Quoi qu'il en soit, un fait est constant, c'est la modalité vicieuse de la réaction nerveuse et c'est de cette modalité que l'épilepsie sans lésion grossière est symptomatique.

Qu'on lui réserve, faute de mieux, la qualification d'idiopathique ou d'essentielle, mais qu'on se garde bien d'y voir un phénomène sans cause.

Des considérations précédentes, il résulte que pour nous : 1° l'épilepsie ne constitue pas une espèce morbide; 2° que les accès épileptiformes ne sont autre chose que de l'épilepsie dite symptomatique; 3° que l'éclampsie et l'épilepsie sont des manifestations semblables; 4° que l'épilepsie est toujours symptomatique, qu'elle le soit d'une lésion anatomique ou d'un trouble fonctionnel.

§ II.

On considérait, jusqu'à ces derniers temps, l'épilepsie dite idiopathique comme la plus fréquente. Le premier accès éclatant brusquement au milieu d'une santé florissante, il était naturel de voir là une affection essentielle. Dn reste, l'examen nécropsique ne révélait souvent u-cune altération des centres nerveux. L'art d'observer est difficile et ce n'est que peu à peu que la science s'enrichit de nouvelles acquisitions.

On a signalé depuis longtemps des vices de conformation rencontrés dans l'épilepsie et en particulier les malformations crâniennes. Mais outre que celles-ci étaient mal connues, leurs relations avec la maladie comitiale l'étaient moins encore, et nombre d'épilepsies paraissaient sans lésions, qui se rattachaient incontestablement à un vice dans la disposition des os du crâne. Il appartenait aux modernes de préciser ces altérations du squelette et leurs conséquences, ainsi que nous le verrons dans le chapitre suivant.

Je n'ai pas l'intention, ces vues générales exposées, d'envisager la question sous toutes ses formes, car, et l'autorité que donne l'expérience, fruit des années, et le poids que confère à celle-ci une science acquise au prix de puissants efforts, me font défaut. Je confinerai, de ce moment, mon travail dans des limites plus restreintes, me bornant à l'étude de l'épilepsie associée à certains vices de conformation non-seulement du crâne et de la face, mais du corps en général.

L'intérêt de la question est immense. Je ne l'ai abordée qu'avec une certaine crainte, et le sentiment de mon insuffisance en face d'un sujet encore si peu connu a failli plus d'une fois me faire perdre courage et courir à une œuvre plus facile. Loin de moi la prétention d'éclairer d'idées personnelles le travail que je viens respectueusement présenter à l'indulgente appréciation de mes maîtres.

Ce que j'ai fait est bien simple : des matériaux étaien épars, je les ai recueillis, n'ayant d'autre but que de provoquer des recherches plus fécondes en résultats que ceux obtenus jusqu'ici. Trop heureux si mes efforts me sont comptés, encore bien que je n'aurais pas réussi à grouper heureusement les observations et les opinions recueillies tant auprès de nos maîtres que dans les auteurs anciens ou modernes. Avant d'aller plus loin, qu'il me soit permis d'exprimer mes remercîments à M. le Dr Audhoui pour les conseils qu'il a bien voulu me donner, et à M. Haranger, son interne, pour l'obligeance avec laquelle il a revu les observations qui ont été le point de départ et qui constituent cette étude.

CHAPITRE II.

HISTORIQUE.

Dès la plus haute antiquité, les médecins ont connu et décrit l'épilepsie. Les noms les plus divers lui ont été imposés et nous n'en finirions pas avec la synonymie si nous voulions les énumérer tous. C'est le « morbus divinus » de Platon, le « morbus herculeus » d'Aristote (le mal d'Hercule, parce que, dit-on, ce héros en était atteint). C'est le « morbus comitialis » de Pline, le « morbus sonticus » (mal funeste) d'Aulu-Gelle, le « morbus major » ou grand mal de Celse. On trouve encore l'épilepsie désignée sous les noms de haut mal, petit mal, mal caduc, mal démoniaque, etc.

Hippocrate, Celse, Galien, Arétée en ont longuement parlé. Les théories humorales, qui régnaient alors sans rivales, se reflètent dans la pathogénie que ces auteurs invoquent. C'est l'humeur atrabilaire, l'humeur phlegmatique, l'humeur pituiteuse, qui sont tour à tour accusées de tout le mal.

Quoique lui conservant son nom vulgaire de maladie sacrée (ιερα νοσος), le père de la médecine ne lui reconnaît rien de divin pas plus qu'aux autres affections et il signale déjà l'influence de l'hérédité (1).

Pour Galien (2), les convulsions épileptiques surviennent tantôt par suite d'une affection primaire de la tête et tantôt par sympathie. Celse (3) insiste sur l'aura: « In quo ab una parte corporis venientis accessionis « sensus incipit, optimum est à manibus pedibusque « initium fieri, deinde a lateribus, pessimum inter hæc « a capite. »

Arétée a dit d'excellentes choses sur l'épilepsie, « maladie aussi étrange que variée dans ses effets, qui aime à vivre avec la jeunesse et l'enfance », etc.

Au point de vue spécial où nous nous sommes placé, il n'est pas sans intérêt d'insister sur ce que disent Galien et Arétée, La maladie comitiale, dit le premier, reconnaît pour cause une affection primaire de la tête. « Elle est envieuse de la beauté, dit le second (5), elle laisse les enfants perclus de leurs membres, ou la figure contrefaite, ou privés de quelqu'un de leurs sens. » Il est fort probable d'après cela que ces auteurs ont observé les vices de conformation du crâne, l'asymétrie de la face, les arrêts de développement et les atrophies unilatérales dont nous traiterons plus loin. Mais il faut arriver aux derniers siècles pour trouver des faits précis. Les observateurs dressent des catalogues interminables des

(1) Hippocrate. Trad. Littré, l. VI, De la maladie sacrée.

(2) Galien, Œuvres. Trad. Daremberg, Des affections du systeme nerveux t. II, ch. XI.

(3) Celse. De méd , l. II. ch. VIII.

(4) Arétée. Traité des signes, des causes et de la cure des maladies aiguës e chroniques. (Trad. de Renauld.)

(5) Arétée. Loc. cit.

causes et des lésions de l'épilepsie. Il serait fastidieux de les suivre dans leurs énumérations. Nous ne voulons recueillir que les rares observations ou citations ayant trait à l'épilepsie symptomatique de déformations.

La plus ancienne est due à Bartholin (1) qui signale une disposition vicieuse des sutures crâniennes chez trois épileptiques : « In figura porro deviabant suturæ capitis « fatui cujusdam quæ omnes uno quasi clivio exaltatæ « eminabant (quod in tribus epilepticis pueris Neapoli « vidimus), præsertim coronalis, ut novam epileptico- « rum et causam et curationem suggesserit. »

Bonet (2), qui cite Bartholin dans son *Sepulcretum*, ajoute qu'il a vu lui-même chez un individu d'un esprit vif, mais d'un caractère bizarre, les os wormiens de la suture lambdoïde tellement volumineux qu'il était possible de les compter un à un à l'aide des doigts. On lit dans le même ouvrage que l'épilepsie est plus souvent qu'on ne croit la conséquence d'une malformation de la tête : « Ut plurimum enim originem trahit ab indecenti « partium corformatione » (3). Il rapporte à ce propos les observations de Le Duc (4) qui a fréquemment observé sur des cadavres d'épileptiques un épaississement considérable des os du crâne, dont une, deux, trois ou quatre sutures avaient disparu, la dure-mère étant toujours séparée d'ailleurs de la substance cérébrale par une certaine quantité de liquide d'autant plus abondante que les accès avaient été plus violents. Ce même Le Duc a noté

(1) Bartholinius. Anat. réform., l. IV, cap. V.
(2) Bonet. Sepulcretum, l. I, sect. XII, p. 285. De epilepsiæ append.
(3) Bonet. Loc. cit. Additamenta, obs. IV.
(4) Le Duc. Jodiaci med. Gall., anni 1679, p. 50.

que la tête des épileptiques était en général très-grosse.

De son côté, Fantonus (9), après avoir raconté l'histoire d'une religieuse, âgée de 27 ans, qui, prise de fièvre avec vomissements incoercibles, eut des convulsions épileptiques et mourut le troisième jour, fait remarquer que le crâne était d'une épaisseur remarquable et les sutures à peine apparentes, si étroitement soudées qu'elles paraissaient manquer, ce qui n'est pas habituel dans le jeune âge. Il ajoute ensuite, en manière de réflexion, qu'il a souvent observé cet épaississement des os crâniens chez des individus qui n'étaient atteints ni de mal caduc ni d'aucune autre affection cérébrale, mais que néanmoins il est considérable chez ceux qui sont atteints de pareilles affections.

On le voit, il y a longtemps que les déformations rencontrées sur les épileptiques ont frappé les médecins attentifs, mais il n'y a là que des rudiments, qu'une ébauche très-imparfaite de l'épilepsie symptomatique de malformations. C'est l'état embryonnaire de la théorie de l'asymétrie que nous allons voir de nos jours arriver pour ainsi dire d'emblée à l'état parfait.

Pendant toute cette longue période qui s'étend du XVIIe siècle à nos jours, les auteurs se sont contentés de répéter, sans y insister et sans y ajouter, les remarques faites par Bartholin, Bonet, Fantonus, etc. Frank (1), par exemple, Frank qui se complaît dans les longues énumérations, ne consacre que quelques lignes aux difformités de la tête. Sous la rubrique « Vitia encephali »

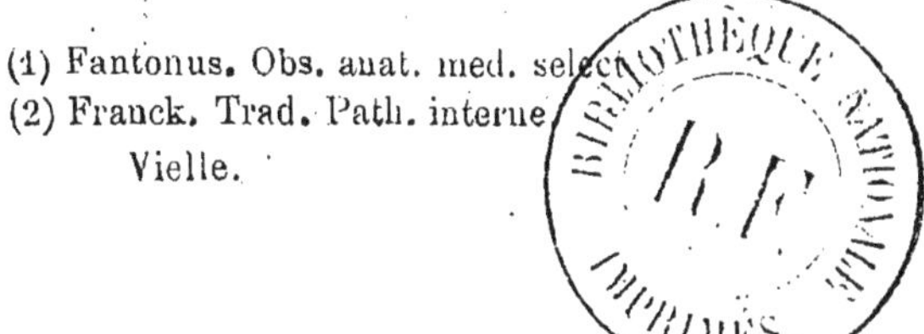

(1) Fantonus. Obs. anat. med. selec

(2) Franck. Trad. Path. interne

Vielle.

il dit que les crânes des épileptiques sont petits, conformés d'une manière particulière, qu'ils sont épais avec un front aplati, des sutures mal disposées, le diploé interne incurvé, la lame criblée déprimée. On croirait lire la description du crâne d'un idiot microcéphale. Nous verrons, du reste, plus loin quels rapports il y a entre l'idiotie et l'épilepsie tant au point de vue de la conformation de la tête que des connexions que peuvent avoir ces deux lamentables infirmités.

En 1810, Dumas (1), recteur de l'Académie de Montpellier, publie des observations curieuses sur la physionomie propre à quelques maladies chroniques et en particulier à l'épilepsie. « Il a trouvé constamment, dit-il, l'angle facial au-dessous de 80° dans les épilepsies dépendantes d'une altération profonde et organique du cerveau. Il fait remarquer aussi le singulier rapport qu'il y a entre l'angle facial de certains épileptiques et celui des nègres dont la constitution paraît avoir une grande aptitude à être affectée d'épilepsie et surtout de convulsions tétaniques, maladies extrêmement fréquentes parmi eux. » Il y aurait d'autant plus de chances de guérison que l'angle facial se rapprocherait davantage de 80°.

Les recherches de Dumas étaient fort intéressantes et appelaient l'attention des médecins sur la conformation de la tête des épileptiques. Cependant, peu de faits nouveaux viennent enrichir la science jusqu'à la publication du mémoire de Solbrig (de Munich) (2) sur « le rétrécissement de l'entrée du canal vertébral chez les aliénés

(1) Dumas. In Recueil périod. de la Soc. méd. de Paris, réd. p. Sédillot 1810, p. 380.

(2) Solbrig. In Rapport de Foville, An. méd. psych., t. XI, p. 226, 1868.

atteints d'épilepsie ou d'accès épileptiformes. En l'espace de trois ans, Solbrig trouva neuf fois chez des aliénés morts franchement épileptiques ce rétrécissement avec traces de compression mécanique exercée sur le bulbe. Une de ses observations, dit Foville dans son rapport à la société médico-psychologique, a trait à un jeune homme de 24 ans, atteint depuis cinq ans d'une épilepsie attribuée à la frayeur, et mort à la suite d'accès subintrants, répétés sans interruption pendant trois jours. Chez lui, l'orifice supérieur du canal vertébral avait la forme d'un quadrilatère, n'ayant que 24 millimètres de gauche à droite et 9 d'arrière en avant, c'est-à-dire réduit à des dimensions moitié moindres que celles qui existent à l'état normal.

La question était pleine d'intérêt, vu la théorie qui place dans le bulbe l'excitation épileptogène. Delasiauve s'éleva contre les observations de l'auteur allemand, et l'existence de l'atrésie vertébrale. « D'un trait, dans la majorité des cas, on passe de l'état normal à l'état morbide. Qui présumerait alors une déformation osseuse du rachis? De plus, Voisin, dans son article « épilepsie » du dictionnaire Jaccoud, dit que M. Delasiauve ni lui n'ont jamais rencontré ce rétrécissement de Solbrig.

En résumé, on n'ignorait pas, jusqu'à l'époque actuelle, que l'épilepsie est dans certains cas liée à un vice de conformation, mais on n'avait encore rien établi de positif sur ces malformations, leur nature, leur apparition, leurs causes; on ne savait guère leur signification et par contre, l'évolution de l'épilepsie qui en est si souvent la triste conséquence. Et tel était l'état de la question, quand M. le professeur Lasègue (1) est venu déclarer que la maladie comitiale reconnaissait fréquemment pour cause l'asymétrie de la tête, qu'il était facile de reconnaître celle-ci sur le malade, qu'enfin les convulsions éclataient à époque à peu près fixe et entraînaient un fâcheux pronostic.

Depuis, M. Garel (2), interne des hôpitaux de Lyon a repris la question et ses recherches ont jeté un nouveau jour sur ces faits non encore complètement élucidés.

CHAPITRE III

DES VICES DE CONFORMATION QUE L'ON RENCONTRE CHEZ CERTAINS ÉPILEPTIQUES.

A. Les vices de conformation que présente la tête de certains individus atteints d'épilepsie ont attiré, nous venons de le voir, l'attention des observateurs depuis fort longtemps. Mais ce n'était guère qu'à l'autopsie que la constation en était faite, on ne songeait pas à les rechercher sur le vivant : c'était affaire d'anatomie pathologique et non de clinique. Aujourd'hui, grâce surtout aux travaux du professeur Lasègue, on procèd·

(1) Lasègue, An. méd. psych., 5e série, t. XVIII, p. 161

(2) Garel. Lyon médical, janvier 1878.

méthodiquement à l'examen des malades ; et la cranioscopie, d'une si grande importance dans les sciences anthropologiques, est devenue très-intéressante pour le clinicien lui-même.

Les anomalies de développement, auxquelles sont dues les malformations céphaliques, ont leur origine, tantôt dans un arrêt de développement, tantôt dans une maladie du système osseux, maladie qui empêche, retarde ou accélère la soudure des os du crâne.

Le développement ayant été entravé chez le fœtus, à une époque quelconque de la vie intra-utérine et par suite d'influences dont la nature nous échappe, il en résulte des défectuosités physiques très-variées. Il y a presque toujours un défaut de symétrie entre les deux côtés de la tête; le crâne est petit, irrégulier, le front étroit, bas et fuyant, surtout quand la face ayant continué de s'accroître a atteint ou dépassé son volume normal. Les sujets dont la tête est ainsi déformée sont microcéphales et partant imbéciles ou idiots. Ces faits méritent d'être sérieusement pris en considération quand on étudie les vices de conformation rencontrés dans certains cas d'épilepsie, car, une alliance très-souvent constatée est celle de l'idiotie et de l'épilepsie. On compte qu'un idiot sur huit est épileptique, proportion énorme en présence de ce fait qu'en France il n'y a qu'un épileptique sur mille individus.

Les déformations morbides, quelle que soit la cause (syphilis, rachitisme, etc.) qui les a provoquées, sont toujours produites, soit par un retard de l'ossification, soit par une accélération de ce travail. Lorsque les os restent écartés, lorsque les fontanelles persistent, il en résulte le plus ordinairement de l'hydrocéphalie, et l'épilepsie peut en être la conséquence.

L'envahissement prématuré des sutures, par le travail d'ossification, produit encore des déformations. Ces synostoses qui, physiologiquement, ne devraient apparaître que vers l'âge de 40 ans, ont des effets d'autant plus funestes qu'elles se produisent à un âge moins avancé, alors que l'encéphale n'a pas encore atteint son développement, et certains auteurs ne craignent pas d'affirmer que cette ossification précoce sur le crâne du nègre n'est pas sans influence sur le développement de son cerveau et de ses facultés intellectuelles, généralement moins développés que chez le blanc qui ne voit ses sutures envahies par l'ossification que beaucoup plus tard.

De 10 à 18 ans, dit M. le professeur Lasègue, il s'accomplit une évolution dans l'assiette du crâne. Les sutures si multipliées de la base se consolident en masse ou par portions. C'est au moment où ce travail s'achève, date variable dans la limite de plusieurs années, que la conformation crânienne devient fixe; c'est à la même période de la vie que l'épilepsie apparaît.

Il est certain que c'est à l'âge de la puberté que l'ossification est le plus active, mais elle ne s'achève pas avant vingt-cinq ans en général et ce n'est que plus tard encore que les dentelures des sutures sont à leur tour envahies par les sels calcaires. D'autre part, des synostoses prématurées peuvent se produire dans l'enfance et déterminer de grands désordres dans la conformation du crâne. Ce n'est donc pas de 12 à 18 ans seulement que l'épilepsie par malformation crânienne peut survenir, c'est également en deçà et au-delà de cette époque.

Quant aux causes de ces déformations, elles sont multiples; c'est tantôt le rachitisme, la syphilis, etc., tantôt une simple déviation de la marche des travaux d'ossification.

Le résultat le plus général d'une synostose prématurée est le suivant, formulé par Virchow : « A la suite de la synostose d'une suture, dit-il, le développement du crâne reste toujours en retard dans une direction perpendiculaire à celle de la suture soudée. » Quelques exemples rendront cette proposition plus explicite. Nous les empruntons à M. Topinard (1). Soit la suture sphéno-frontale synostosée, le front, ne pouvant plus s'élargir, restera rétréci, tandis que tout le reste du crâne continuera à grossir; soit les sutures sagittales et coronales ossifiées, la lambdoïde et les latérales inférieures demeurant libres, la voûte du crâne sera soulevée en masse (acrocéphalie), et le développement s'exagérera aux dépens de la portion occipitale, etc. » En résumé, « ce que l'on voit c'est toujours une pression intérieure arrêtée en un point, reportant son effort dans le voisinage, là où elle rencontre le moins de résistance, et donnant lieu, dans le premier point, à un arrêt de développement; et, dans les autres, à une ou plusieurs voussures de compensation (2). »

D'après le professeur Lasègue, les fâcheux effets des conformations vicieuses des os de la voûte sont annulés en tout ou en partie par ce mécanisme. Mais il n'en serait pas de même pour les os qui se rattachent à la

(1) Topinard. Anthropologie.
(2) Topinard. Loc. cit.

fois à la base et à la face, et qui sont solidaires les uns des autres.

Les malformations de la base entraînent la déformation du trou occipital, déformation sur le compte de laquelle Solbrig (1) de Munich a mis 9 cas d'épilepsie observée chez des aliénés. Nous avons déjà dans l'historique relaté une de ses observations ; nous allons en rapporter une seconde qui nous semble pleine d'intérêt par l'ensemble des défectuosités physiques et intellectuelles dont était atteint le sujet en question.

« Il y a trois ans, dit Solbrig, j'eus à faire l'autopsie d'un homme de 27 ans, idiot de naissance, épileptique depuis l'âge de 4 ans, placé à l'asile en 1861, dans l'intérêt de sa propre santé et de la sécurité publique. Un goître volumineux, un crâne mal conformé et l'absence absolue de la faculté du langage, semblaient devoir le faire ranger au nombre des crétins, bien qu'il ne fût pas né dans un pays entaché de crétinisme et que ses ascendants fussent exempts de tout désordre intellectuel. Il était, en outre, affecté de rachitisme, et présentait une scoliose très-marquée des vertèbres dorsales. Bien qu'affecté de convulsions au moment de sa première dentition et épileptique depuis l'âge de 4 ans, il n'avait pas souffert notablement dans son développement physique ; il était de grandeur moyenne, d'une musculature vigoureuse au moment de son entrée à l'asile. Ses accès venaient sans aucune régularité, et jamais il n'y eut entre eux d'intervalle de plus d'un mois. Il mourut subitement au milieu d'un accès pendant lequel il fut

(1) Solbrig. Loc. cit.

pris de vomissements violents ; ceux-ci firent pénétrer des liquides dans la trachée et les bronches au moment de la période de suffocation de l'accès, ce qui probablement détermina la mort.

A l'autopsie, on trouva un énorme épaississement de toute l'enveloppe osseuse du crâne. Les fosses de la face interne de la base du crâne étaient diminuées de profondeur et remplies en partie par le soulèvement des os ; mais ce qu'il y avait de plus frappant dans cette région, c'était le haut degré de rétrécissement de l'orifice supérieur du canal vertébral. La partie postérieure de l'atlas, au lieu de former un arc, avait la forme d'un triangle à angle assez aigu, tandis que l'apophyse odontoïde portait à son extrémité supérieure une excroissance grosse comme un pois, qui faisait saillie dans le canal, en rétrécissait le calibre et comprimait directement la moelle allongée, ainsi que le prouvait évidemment une dépression très-nettement visible sur les cordons antérieurs (1).

Dans les 9 cas de Solbrig, les déformations de la base du crâne et de l'orifice supérieur du canal vertébral en particulier n'ont été reconnues qu'à l'autopsie. On n'aurait même pas été autorisé à les soupçonner pendant la vie, aucun indice extérieur ne les décelant directement à l'observateur. Cependant, comme les déformations basiques retentissent sur le squelette de la face, on peut trouver dans l'asymétrie fronto-faciale, non pas la certitude d'un vice de conformation à la base du crâne, mais du moins une certaine présomption en faveur de cette idée.

Le défaut de symétrie entre les deux côtés de la face

(1) Foville. Loc. cit. An. de la Soc. médico-psych., 1868.

est plus ou moins accusé, quelquefois d'une constatation extrêmement facile, l'une des moitiés étant beaucoup plus petite que l'autre, ou bien l'os malaire par exemple faisant d'un côté une saillie très-appréciable, de l'autre, offrant une dépression non moins manifeste; quelquefois il nécessite une recherche attentive et méthodique, les différences étant minimes de droite à gauche. La vue et le toucher, tels sont les deux procédés les plus convenables et les plus pratiques pour apprécier dans tous leurs détails ces vices de conformation. Nous nous sommes servi également d'un compas d'épaisseur; l'appréciation est alors plus mathématique; une pointe du compas appliquée sur la protubérance occipitale externe, l'autre sur une bosse frontale la plus saillante, par exemple, décrivant avec cette ouverture un arc de cercle, en restant le plus possible dans le même plan, on voit très-vite qu'on est obligé de rapprocher les branches du compas, si on veut toucher la bosse frontale déprimée. Sur les malades des observations I et III, il a fallu rapprocher les branches de 1/2 centimètre pour atteindre la partie frontale effacée.

Les vices de conformation, d'après M. Lasègue d'une part, et M. Garel de l'autre, sont les suivants :

Saillie frontale, le plus souvent droite, très-marquée.

Saillie malaire correspondante ou existant du côté gauche.

Rotation de la face.

Déviation de la ligne osseuse du palais, qui est oblique au lieu d'être perpendiculaire à l'axe du corps.

Déformation de la voûte palatine.

Abaissement ou soulèvement de l'un des orbites.

Effacement d'un des côtés de la face répondant à la saillie de l'autre.

Déviation plus ou moins marquée du nez à droite ou à gauche, par suite d'une malformation de ses os propres. (Garel.)

De toutes ces déformations, celles de la voûte palatine seraient les plus fréquentes et les plus variées. La plus commune consiste dans une concavité plus grande d'un côté que de l'autre, de sorte qu'on a un côté qui semble plus aplati (Garel). Pour notre part, nous avons surtout remarqué chez nos épileptiques l'effacement d'une des moitiés de la face.

Nous verrons plus loin, en effet, dans l'observation I que M. N... avait le côté gauche plus petit, plus tassé pour ainsi dire et le côté droit plus élargi, plus aplati. La courbe de l'ovale facial paraît d'un plus court rayon à gauche qu'à droite, etc., (voir page 30). Tel est encore le malade de l'observation III rapportée plus loin au chapitre de la symptomatologie. Cet individu a été présenté par M. Lasègue, à l'Académie de médecine comme type d'épileptique avec asymétrie faciale. Avec un compas d'épaisseur, il fallait une ouverture moindre de 1|2 c. m. pour atteindre la bosse frontale gauche que pour atteindre la droite, l'autre extrémité du compas restant sur la protubérance occipitale externe. Un autre point à noter chez ce malade, c'est le petit volume de la tête relativement à la masse de son corps. Le diamètre antéro-postérieur maximum n'atteignait que 0 m. 17 et le diamètre transverse maximum 0 m. 14. D'une charpente osseuse énorme, d'une musculature épaisse, les membres étaient lourds et grossiers, les inférieurs surtout ; il n'y avait pas de proportion entre le volume des cuisses qui était comparativement peu considérable et le volume des jambes qui étaient absolument massives; les muscles du mollet, loin de former une saillie bien limitée s'allongeaient jusqu'aux malléoles, donnant à la jambe une forme cylindrique très-prononcée.

Nous venons de montrer des malformations céphaliques chez nombre d'épileptiques. Elles perdent considérablement de leur valeur sémiologique en présence des faits que nous révèle la statistique suivante dressée par M. Garel.

Si, en effet, sur 94 malades épileptiques M. Garel a rencontré 52 asymétries, c'est-à-dire une proportion de 55, 31 pour 100, d'autre part il a constaté sur 94 malades non entachés d'épilepsie 38 fois une asymétrie plus ou moins marquée, soit 40 42 pour 100. Il n'y aurait donc qu'une différence de 14, 99 pour 100 entre la statistique des épileptiques et celle des non épileptiques.

Or, M. Lasègue affirme que l'asymétrie fronto-faciale est la règle toutes les fois que la première attaque est venue surprendre le malade dans les limites d'âge indiquées, et il conclut que si on constate cette asymétrie chez un épileptique, les accès sont le résultat d'une malformation et que leur début répond à l'âge de la vie où se fait la consolidation osseuse.

Nous ne saurions admettre d'une façon aussi absolue les conclusions qui ont le tort de négliger 1° les autres causes d'épilepsie; 2° les cas où l'asymétrie existe chez un individu devenu épileptique longtemps après le parachèvement du travail d'ossification.

B. A côté des déformations céphaliques que nous venons de signaler, il est intéressant de rappeler qu'on rencontre aussi chez les épileptiques des difformités corporelles, produites les unes par arrêt de développement; les autres par atrophie.

Nous allons en rapporter deux exemples.

OBSERVATION I. — Le 11 février 1878, la nommée Marie N., âgée de 15 ans, sans profession, atteinte d'épilepsie, entre dans le service de M. le Dr Audhoui, à l'hôpital Temporaire, salle Saint-François, lit n° 1.

Personne n'est épileptique dans sa famille, pas de cas d'aliénation mentale. Ses parents sont d'un caractère doux et paisible, sans habitudes alcooliques marquées et d'une bonne santé habituelle.

Elle-même n'a jamais eu d'autre maladie qu'une petite vérole volante, elle n'a pas eu de convulsions dans l'enfance, n'a jamais eu d'incontinence d'urine, sauf quelquefois depuis qu'elle a eu des attaques.

Caractère très-doux, très-gai, sans bizarreries, mémoire excellente et intelligence bien développée.

Réglée à 14 ans et toujours très-régulièrement.

A l'âge de 13 ans, elle a été soudainement frappée de perte de connaissance, sans aura, sans cri, est tombée et restée immobile (?) pendant un temps qu'elle ne peut préciser; mais elle raconte qu'au moment où elle est tombée, elle a tourné sur elle-même de droite à gauche, et ce moment de rotation s'est renouvelé depuis à chaque attaque.

Les attaques, d'abord très-espacées, sont devenues de plus en plus fréquentes, et depuis quelques mois la malade en a au moins une, quelquefois deux dans quinze jours. Elles surviennent principalement le matin jusqu'à midi. Il y en eu de nocturnes aussi, ce que prouvent les cas d'incontinence d'urine qu'elle a présentée pendant le sommeil et la lourdeur de tête qu'elle présente au réveil. La malade a remarqué que les jours où elle allait avoir sa crise, elle était ordinairement plus vive, plus gaie, plus en train. Pendant ses attaques, elle ne présente presque pas de période convulsive. Néanmoins elle écume, mais elle ne se mord pas la langue.

L'attaque finie, elle a un fort mal de tête avec envies de vomir.

Etat actuel. — Au premier aspect, cette malade est très-bien développée et constituée. Mais, si on examine comparativement les deux moitiés du corps, on voit bien vite qu'elles ne sont point symétriques. Le côté gauche de la face paraît plus petit, plus tassé, le côté droit au contraire paraît plus saillant, plus élargi. La distance qui sépare la protubérance occipitale externe de la bosse frontale gauche est de 0^{m}165; cette distance est de 0^{m}17 à droite. Le menton paraît déjeté légèrement à droite, et l'apophyse zygomatique semble déprimée à gauche. En examinant le reste du corps, nous trouvons le pied gauche plus petit et plus mince que le droit : au niveau des articulations métatarso-phalangiennes, la circonférence mesure 0^{m}17 à gauche, tandis qu'elle mesure 0^{m}19 à droite. Les orteils ne sont pas semblablement disposés : à gauche, la courbe décrite par une ligne qui réunirait le gros au petit orteil, en passant par l'extrémité unguiculaire des orteils intermédiaires, est à peine marquée, c'est presque une ligne droite, très-oblique par rapport à l'axe du pied. A droite, au contraire, le gros orteil dépasse à peine le petit et la ligne qui les réunit est presque perpendiculaire à l'axe du pied.

Le mollet et la cuisse du côté gauche sont moins volumineux que le mollet et la cuisse du côté droit. Des mesures prises à différentes hauteurs nous montrent une différence variant de 0^{m}02 à 0^{m}03. Le membre tout entier est plus court de 0^{m}02. La diminution porte donc en même temps sur les muscles et sur le squelette. Le membre thoracique gauche est également plus grêle que le droit, mais ici les différences sont moins marquées et pourraient à la rigueur être mises sur le compte de l'exercice plus grand, règle générale, pour le membre supérieur droit que pour le gauche.

La malade interrogée n'a pas pu nous renseigner d'une façon exacte sur l'époque où ces déformations se sont produites.

Elle nous dit seulement que de tout temps elle a eu le pied gauche plus petit, qu'il était nécessaire de lui prendre mesure sur chaque pied pour la chausser. Elle aurait toujours eu un peu de gêne dans la marche; et cette gêne va jusqu'à la claudication quand elle est fatiguée. La malade avait du reste remarqué que cette jambe était plus faible, plus courte et surtout moins épaisse que celle du côté opposé.

La sensibilité générale est intacte à tous les points de vue. Explorée à l'aide de l'électricité, elle est égale des deux côtés, ainsi que la contractilité musculaire. Mais la sensibilité spéciale de la vue et de l'ouïe semble légèrement diminuée; l'oreille gauche entend moins bien et l'acuité visuelle est diminuée dans l'œil du même côté.

Le 25 mars, M. Haranger, interne du service, est témoin d'une attaque qui éclate à 3 heures de l'après-midi. La malade pousse un cri, tourne sur elle-même de droite à gauche, tombe et présente une véritable attaque d'épilepsie. Cette attaque était la troisième depuis l'entrée de la malade à l'hôpital.

Cette observation nous montre, en résumé, une jeune fille, épileptique depuis l'âge de 12 ans, et qui longtemps avant la première attaque, sans cause connue, vit son membre abdominal gauche, arrêté dans son développement, rester plus court et moins épais que son congénère. Evidemment, ce n'est pas de l'atrophie, c'est plutôt un défaut de développement, puisque cela remonte très-haut dans l'enfance et que d'autre part le membre poursuit actuellement son évolution parrallèlement à celui de droite.

Quelle relation faut-il voir entre ce défaut de développement et l'épilepsie? L'asymétrie correspondante de la face et du crâne nous commande de rapprocher l'un de l'autre ces divers désordres et de dire que l'asymétrie constatée chez les épileptiques peut se rencontrer non-seulement limitée au crâne et à la face, mais généralisée à tout le corps. La cause qui produit l'une pourrait bien produire l'autre. Quant à l'explication de ces faits, elle nous échappe, car n'ayant aucune nécropsie à notre avoir nous serions réduit à faire des hypothèses et nous n'y voyons aucun intérêt. Ce que nous voulions faire remarquer c'est ceci : que l'épilepsie est quelquefois précédée de déformations corporelles autres que ces difformités congénitales (spina-bifida, pied bot, etc.;) signalées par tous les auteurs.

A côté de ses arrêts de développement, il ne nous semble pas hors de propos de signaler une autre cause d'asymétrie entre les parties correspondantes du corps. Nous voulons parler des atrophies qu'on peut observer indépendamment de toute paralysie, contracture, etc. chez certains épileptiques. Voici une observation curieuse à cet égard.

Observation II. — Le 6 mars 1878, le nommé B., (Léon), âgé de 20 ans, employé de magasin, atteint d'épilepsie, entre dans le service de M. le Dr Audhoui à l'hôpital Temporaine, salle Sainte-Anne n° 8. (Voir ce qui a trait aux attaques d'épilepsie au chapitre IV, page 46).

Après la première attaque qui eut lieu à l'âge de 18 ans environ, le malade remarqua que sa jambe gauche devenait plus faible, ainsi que la main du même côté, que le membre supérieur et inférieur gauche diminuaient progressivement de volume. De tout temps il aurait bien traîné un peu la jambe gauche qui aurait toujours été un peu plus faible que l'autre, mais pas plus mince. Pour le membre thoracique en tout cas, il n'avait jusqu'au premier accès, observé aucune différence, pour si minime qu'elle fût.

Etat actuel. — Tout le côté gauche du corps est considérablement atrophié. Des mesures prises à différentes hauteurs, nous ont fait constater une différence qui n'a pas été inférieure à 0m03 et supérieur à 0m04 entre points correspondants.

La longueur du membre ne semble pas modifiée, au moins n'est-ce pas appréciable à la mensuration.

La sensibilité est diminuée du côté atrophié. Le chatouillement de la plante du pied droit provoque des mouvements dans tous les muscles de la cuisse, tandis qu'il est supporté facilement et à peine perçu à gauche.

Un courant électrique fait contracter bien vite les muscles dans le membre droit, tandis que dans le membre gauche il ne produit presque pas d'effet. La marche est un peu gênée. Dans l'attitude debout, le corps s'infléchit à droite : il y a d'ailleurs scoliose droite ; les masses musculaires de ce côté sont beaucoup plus épaisses. Le malade ignore depuis quand sa colonne est ainsi déviée, en sorte que nous ne pouvons savoir si la scoliose a précédé ou suivi l'atrophie du côté gauche. La dernière hypothèse nous semble plus conforme à la vérité. L'atrophie porte sur tous les muscles qui sont moins gros que leurs similaires. Elle semble toutefois porter davantage sur les fléchisseurs que sur les extenseurs, car les orteils ont de la tendance à se redresser, quoiqu'il n'y ait pas de contracture.

La face, le nez, le menton sont légèrement déjetés à droite ; la moitié gauche est plus petite que la moitié droite ; mais il ne semble pas y avoir là de déformation du squelette ; l'asymétrie semble plutôt liée à l'atrophie musculaire qu'à un vice de conformation des pièces osseuses.

Voilà cette observation qui n'est pas moins curieuse par cette hémiatrophie que par l'ensemble sympathique des accès épileptiques dont on trouvera le récit au chapitre suivant. Que signifie cette atrophie unilatérale s'étendant aux muscles de la face, du cou, du tronc et des membres ? A quoi peut-elle se rapporter ? Rien dans les antécédents du malade n'autorise à supposer l'existence d'une lésion encéphalique aiguë ou chronique, à laquelle on puisse l'imputer. Pas de syphilis, pas d'intoxication saturnine, rien qui puisse expliquer ces désordres.

Ce fait n'est pas de ceux dont parlent presque tous les auteurs, c'est-à-dire de ces atrophies qu'on observe chez des épileptiques de vieille date, atteints de paralysie, de contracture, etc. Notre malade, lui, est frappé à la fois ou presque simultanément d'épilepsie et d'atrophie et à une époque où la consolidation osseuse est en train de s'achever : aussi, pourrait-on peut-être penser qu'épilepsie et atrophie sont dues à la même cause : à un vice de conformation du canal céphalo-rachidien. L'anatomie pathologique seule pourrait trancher la question. N'ayant pas eu occasion de faire l'examen nécroscopique, nous laissons à d'autres, placés dans de meilleures conditions, le soin d'élucider ce point si digne de l'attention des observateurs.

CHAPITRE IV

SYMPTOMATOLOGIE

I°. — *Prodromes*

Règle générale, il n'y a pas de prodromes; on ne saurait, en effet, considérer comme signes prémonitoires une foule de manifestations banales dont l'ensemble même n'aurait rien de caractéristique. Quel est le médecin, s'écrie fort judicieusement le professeur Jaccoud, quel est le médecin qui oserait d'après elles, annoncer l'épilepsie ?

On a signalé un changement dans le caractère, dans les sentiments affectifs, des malaises, l'assoupissement, l'insomnie, des sueurs fétides, la distension des veines du front, comme prodromes éloignés du haut mal. Nous ne saurions quitter ce sujet sans parler de l'incontinence nocturne d'urine qui précède assez souvent et de longtemps les attaques d'épilepsie. Ce n'est pas que nous y attachions une bien grande importance, car « elle est aussi la conséquence d'un état maladif de l'encéphale et de la moelle » (Trousseau); mais c'est déjà un phénomène plus tangible et plus significatif, surtout si dans la famille il y a des épileptiques, des aliénés ou des alcooliques.

II. — *Accès.*

Division. — Si les causes de l'épilepsie sont multiples, les accès en sont protéiformes. Cependant, malgré la physionomie variée des accès, il est possible de les diviser en deux groupes principaux et de subdiviser ceux-ci en plusieurs formes secondaires. Une division classique c'est la suivante, basée sur la violence de l'attaque; le *haut mal* et le *petit mal.*

Le haut mal est caractérisé par des convulsions plus ou moins généralisées avec perte complète de la conscience.

Dans le petit mal, tantôt la perte de connaissance est le fait dominant, tantôt ce sont les convulsions.

Il semble que dans le haut mal, l'encéphale et la moelle sont atteints au même degré : on pourrait alors, pour exprimer les troubles encéphalo-médullaires, l'appeler *forme cérébro spinale.* C'est ce que nous ferons.

Dans le petit mal, suivant la prédominance de l'un des deux éléments caractéristiques de l'accès, tantôt c'est le cerveau, tantôt c'est la moelle qui paraît le plus affecté, aussi nous adoptons les qualifications suivantes : la première forme sera la *forme cérébrale*, la seconde, la *forme spinale* ou convulsive.

Toutes les variétés symptomatiques trouvent place dans cette classification. Ajoutons que ces formes peuvent s'associer chez le même individu, alterner, se transformer les unes dans les autres. Telle n'est pas, toutefois, l'opinion de M. le professeur Lasègue. Pour lui, le second, le dixième, le centième accès sont en tout semblables au premier; mais, il n'entend parler que de l'épilepsie avec déformation des os du crâne. Nous ne saurions nous ranger à l'avis de l'illustre clinicien de la Pitié. Nous avons eu la bonne fortune d'observer un malade épileptique avec malformations crâniennes et nous avons constaté que les attaques n'avaient pas toutes une durée réglementaire, une même physionomie (voir page 49).

Notre dessein n'est pas de donner une description détaillée des formes si multipliées de l'accès épileptique; nous voulons les esquisser à grands traits, car nous ne sommes pas assez heureux pour pouvoir montrer quelque chose de nouveau, si ce n'est pourtant à propos de la forme que nous avons appelée *spinale* que nous essaierons d'établir d'après les deux cas que nous avons observés.

III. — *Aura.*

Avant de passer à l'étude des formes, des variétés de l'accès, un mot, pour n'y plus revenir, sur cette intéressante question, ce prodrome prochain de l'attaque, l'aura.

On donne plus particulièrement ce nom à une sensation de vapeur, qui née d'un point quelconque des membres, du tronc, de la tête ou des viscères, s'élève rapidement vers le crâne où elle semble se diffuser et provoquer l'attaque. Nous avons déjà cité sur ce phénomène l'opinion de Celse. Aujourd'hui, on donne en général ce nom à tous les prodromes qui précèdent immédiatement la perte de connaissance; de là les aura motrices, sensorielles, intellectuelles, etc. L'aura préparatoire est un phénomène inconstant, mais, quand il s'est produit une fois, il revient toujours le même. Il manquerait invariablement, d'après le professeur Lasègue, dans l'épilepsie symptomatique de déformations crâniennes. C'est là une erreur, croyons-nous, ainsi que le prouve notre observation.

HAUT-MAL.

IV. — *Forme cérébro-spinale.*

A. — *Forme commune.* — L'accès frappe généralement le malade avec la brutale instantanéité de la foudre. Il le renverse où que ce soit, sans que le moindre phénomène, la plus légère sensation l'ait averti de l'imminence du danger. Quelquefois pourtant, ainsi qu'il vient d'être dit, une impression particulière, un mouvement, un changement d'humeur le prévenant, lui permet d'éviter une chute qui aurait pu être dangereuse. Jeté par terre, le malheureux a perdu conscience du moi et du monde extérieur, les fonctions cérébrales sont brusquement anéanties; la sensibilité générale et la sensorielle ne sont réveillées par aucune excitation, si énergique fût-elle.

En même temps qu'il tombe, l'épileptique, devenu subitement pâle, pousse quelquefois un cri provoqué par un spasme glottique. Tous ses muscles sont contracturés, roidis, tétanisés; une masse inflexible, rigide comme un bloc de fer, voilà son corps. La mâchoire inférieure est violemment serrée (trismus) contre la mâchoire supérieure; les dents grincent, se brisent; les yeux se renversent en haut sous la paupière, la pupille étant fixe, ordinairement dilatée, quelquefois rétrécie. Le thorax est immobile, les parois abdominales tendues, les testicules rétractés, les bras contournés en dedans, le pouce très-souvent replié dans la paume de la main sous les autres doigts; les jambes roides, le pied fortement étendu à ce point que quelques auteurs ont vu le gros orteil presque en contact avec le talon.

De la gorge s'échappe un bruit sourd et rauque. La respiration est suspendue ou presque nulle; aussi, les phénomènes d'asphyxie vont-ils se prononçant : à la pâleur du début a succédé une teinte rouge d'abord, cyanique ensuite. Toutes les veines cervico-faciales sont turgescentes, les yeux injectés, les lèvres noires, la face bouffie, le cou gonflé : il semble que les vaisseaux distendus vont se rompre. Le facies est affreux. Le pouls subit de curieuses modifications, ainsi que l'a montré Voisin : « Les tracés pris avec le sphygmographe montrent que les pulsations deviennent de trois à cinq fois plus hautes, que la ligne d'ascension est verticale, l'angle supérieur aigu, et que la ligne de descente offre une dépression très-accusée, comme dans le dicrotisme le plus évident. En même temps, le nombre des pulsations augmente de vingt à quarante, à peu près, par minute. Pendant plus d'une heure le pouls conserve ces caractères particuliers. »

L'épileptique reste dans l'état que nous venons de décrire de vingt à trente secondes. Surviennent au bout de ce temps des convulsions cloniques générales, plus accentuées néanmoins d'un côté que de l'autre. La face est hideuse, tant elle est grimaçante; elle exprime successivement, par le jeu rapide de ses muscles, tous les sentiments les plus farouches ou les plus pénibles, la fureur, la haine, la douleur, l'angoisse. C'est un spectacle tel que « si les malheureux pouvaient être témoins eux-mêmes, dit Arétée, il leur deviendrait insupportable de vivre plus longtemps. »

Les lèvres distordues s'écartent, s'allongent, se raccourcissent; les dents se heurtant font entendre un bruit sec, perçant ou bien sourd, prolongé, craquement qui a quelque chose de sinistre; le front se ride, les sourcils se froncent, les yeux roulent dans leur orbite. Pour ajouter à l'horreur de ce tableau, la langue est projetée entre les arcades dentaires, mordue, contuse, quelquefois même divisée; une écume abondante et sanglante souille le visage et les vêtements de cet être effrayant à voir.

Tout le corps est comme secoué par une puissance invisible; la tête frappe violemment le sol, roulant d'un côté à l'autre; le tronc est soulevé en masse, puis il retombe brusquement sur le dos, sur le côté, sur le ventre, pour être encore lancé et abandonné à lui-même. Les membres sont agités de secousses rudes et répétées; le poing violemment crispé veut parfois frapper la poitrine à coups redoublés. Ces mouvements spasmodiques sont tels qu'on a vu des os se briser, des articulations se luxer, des contusions et des plaies se produire. Le cœur même a pu se rompre et la mort terminer cette scène d'horreur et d'effroi.

Cependant, les phénomènes asphyxiques vont prendre fin par le retour de la respiration, la contraction tétanique des muscles thoraciques cessant. La bouffissure et la turgescence veineuse de la face et du cou s'effacent graduellement à mesure que la respiration reprend son rhythme normal. Une sueur abondante et fétide, disent Frank et d'autres auteurs, marque ordinairement la fin du paroxysme, ou bien il est annoncé par des convulsions internes : il y a des vomissements, émission de sperme, incontinence d'urine, évacuation de matières fécales, etc.

Cette seconde phase, plus longue que la première, dure rarement plus de 3 à 4 minutes. Les mouvements cloniques, s'étant peu à peu affaiblis et transformés en une sorte de tremblement, une troisième période commence.

Anéanti par cette dépense énorme de fluide nerveux, le patient tombe dans un coma profond, d'une durée moyenne de 20 à 30 minutes. Pendant ce temps, le pouls conserve les caractères que nous avons indiqués plus haut, d'après Voisin. La respiration, régulière il est vrai, est haute et stertoreuse.

Enfin, le malade ouvre les yeux, semble vouloir reprendre possession de lui-même, mais il a l'air hébété, stupide; il porte la main à la tête qui est lourde et douloureuse, puis retombe dans un sommeil prolongé.

L'orage passé, l'épileptique n'en conserve aucun souvenir, n'étaient la fatigue extrême, le brisement des membres, les morsures de la langue ou autres blessures, les ecchymoses punctiformes du front, des paupières, etc., et en général une torpeur intellectuelle de quelques heures, il n'aurait aucun indice de la tempête qui vient de passer sur lui. Aussi, les premiers accès étant souvent nocturnes, il ignore longtemps sa maladie; il attribue à des cauchemars tout ce qu'il éprouve au matin. Prévenu de ces faits, le médecin doit toujours tenir pour suspectes l'incontinence d'urine ou les pollutions nocturnes survenant sans cause appréciable chez des individus n'ayant jamais éprouvé de tels accidents. Trousseau, dans ses cliniques, en cite des faits très-probants.

Voilà la grande attaque, l'attaque complète. On peut, à l'exemple de Beau la diviser en quatre stades : 1° chute et état tétanique; 2° convulsions cloniques; 3° coma; 4° retour de la sensibilité, de l'intelligence après une phase intermédiaire de sommeil réparateur.

B. — *Forme apoplectique*.

Il existe encore une forme de haut mal bien moins fréquente mais réelle et mise en pleine lumière par Trousseau, dans sa leçon sur la congestion cérébrale apoplectiforme dans ses rapports avec l'épilepsie et l'éclampsie. Mais c'est d'une façon générale qu'il traite la question, y faisant entrer le haut mal et le petit mal, selon la plus ou moins grande intensité de l'attaque. Aujourdhui on est convenu de réserver le nom de forme apoplectique à une variété du grand mal qui diffère de la forme commune par l'absence de convulsions toniques et l'apparition d'emblée des convulsions cloniques, lesquelles sont toujours moins violentes et de moindre durée, par le coma qui se prolonge plusieurs heures, par les paralysies hémiplégiques et transitoires qu'elle laisse assez souvent après elle.

Il n'y a pas de mois, dit Trousseau, que dans mon cabinet, je ne voie quelques malades accusés d'apoplexie qui sont des épileptiques.

PETIT-MAL.

Les formes qui suivent n'offrent pas au grand complet le tableau précédent, elles appartiennent au groupe du petit-mal.

Dans un premier ordre de faits les troubles cérébraux remplissent presque exclusivement la scène : telles sont les attaques inachevées du vertige et de l'absence.

Dans un second ordre, ce sont les désordres du mouvement qui priment tout; ils semblent même qu'ils puissent à eux seuls constituer toute l'attaque, la perte de connaissance faisant défaut. Nous avons été témoin de ce fait dans le service de M. le docteur Audhoui. Pendant que les convulsions l'agitaient, le jeune malade entendait tout ce qui se disait autour de lui (voir l'observation pages 46 et 48.)

Nous réunirons le vertige et l'absence sous le terme générique de forme cérébrale, et nous réserverons le nom de forme spinale à la forme simplement convulsive.

V. — *Forme cérébrale.*

A. *Vertige.* — Le malade éprouve tout à coup un étourdissement; brusquement il perd la notion cœnesthésique, il ne voit plus, n'entend plus, n'a plus conscience de rien. L'anéantissement de toutes ses facultés est si imprévu et si complet que s'il est debout, le malade tombe. Mais à peine frappé il revient à lui, étourdi de sa chute, surpris de n'avoir plus entre les mains tel objet qu'il tenait avant le choc.

Tout peut se borner à cet étourdissement soudain suivi de perte de connaissance, mais il n'est pas rare qu'aux phénomènes cérébraux, il s'associe quelques troubles de la motilité. C'est ainsi qu'on voit se produire quelques grimaces, quelques mouvements dans un membre, des grincements de dents, du trismus ou bien encore, le patient au lieu de tomber est irrésistiblement poussé en avant, il fait quelques bonds, laisse échapper quelques cris rauques et revient aussitôt à lui. Même dans ces cas on peut voir un peu d'écume aux commissures des lèvres et le pouls, fait remarquable, présente les mêmes perturbations que dans le haut-mal.

B. *Absence.* — Dans l'absence, les phénomènes moteurs font complétement défaut et tout semble se réduire à une perte momentanée de la conscience. Le malade s'arrête court au milieu d'un mot, d'une phrase, un espace de temps quelquefois à peine inappréciable. Cependant il a pâli et ses traits se sont décomposés, son regard est devenu fixe. Dans quelques cas, il murmure des mots incohérents ou laisse échapper des paroles qui ne sont pas en rapport avec ses habitudes ou son caractère. Revenu à lui, il achève le mot ou la phrase interrompue, inconscient de ce qui vient de lui arriver.

Esquirol a signalé la gravité de cette forme qui conduit peut-être plus fatalement et plus rapidement que les autres à l'aliénation mentale.

L'absence est, à vrai dire, la forme cérébrale proprement dite, le vertige constituant plutôt une *forme de transition* entre la forme cérébrale (absence) et la forme spinale (convulsions sans perte de connaissance).

Ce serait le lieu de parler ici de la forme délirante, qui appartient véritablement aussi à la forme cérébrale, mais nous aurons occasion d'y revenir, chemin faisant.

VI. — *Forme spinale.*

Cette forme a été à peine esquissée par les auteurs quand encore elle a été signalée. Axenfeld, pour n'en citer qu'un, ne l'admet pas, puisque pour lui, la perte de connaissance est toujours absolue dans le grand-mal. Trousseau parle d'un cas approchant de la forme à laquelle nous faisons allusion.

Il s'agit « d'une femme de 40 ans atteinte depuis trois ans, dit-il, de vertige épileptique. Pendant l'accès, la malade court rapidement droit devant elle, puis tombe, au bout de quelques secondes, *sans perdre complètement connaissance*, se relève hébétée et reste ainsi durant plu-» sieurs heures. »

La forme que nous avons appelée spinale, avons-nous dit, est essentiellement caractérisée par des convulsions sans perte de connaissance. Peu connue, peu mentionnée par les auteurs, cette forme ne nous paraît pas néanmoins douteuse.

Nous en rapportons deux exemples qui, croyons-nous, en établissent l'incontestable existence. L'un des sujets épileptique avec déformations corporelles, eut à un certain moment jusqu'à quinze attaques par jour. M. Haranger, interne du service, a eu l'occasion de l'examiner plusieurs fois pendant les accès et il a toujours pu constater que la sensibilité, les sens et la conscience n'étaient pas abolis : le patient se rappelait, en effet, tout ce qu'on avait dit ou fait pendant la crise. Un matin à la visite, nous avons pu du reste nous assurer de la réalité du fait. L'autre malade n'ayant jamais eu d'attaque en présence de quelqu'un du service, nous sommes obligés de nous en rapporter à son récit.

Il ne nous est guère possible de donner une description de cette forme spéciale, nous manquons de matériaux, mais nous nous croyons en droit d'en affirmer l'existence.

Nous ne saurions mieux faire, vu notre pénurie sur la matière, d'en rapporter ici ces observations dont on a lu au chapitre III la partie qui a trait aux déformations.

Observation III. — Dans les premiers jours de février, le nommé R. L., âgé de 19 ans, boucher atteint d'épilepsie, entre dans le service de M. le Dr Audhoui à l'hôpital Temporaire.

Aucun cas d'épilepsie dans la famille, mais un cousin germain du père est paralytique général.

Notre sujet n'a jamais fait de maladies aiguës. Pas de convulsions dans l'enfance, mais il a eu des migraines violentes avec vomissements jusqu'à l'âge de 19 ans. En outre, vers l'âge de 2 ans, il a eu des accès d'oppression extrêmement pénibles, d'une durée moyenne de une ou deux heures; pendant la crise, il était pâle, se tordait en gémissant et portait constamment la main à la région précordiale. Dans l'intervalle, état de santé satisfaisant.

Deux ou trois ans après la disparition des accès ci-dessus décrits, les parents remarquèrent de petites convulsions cloniques dans la moitié droite de la lèvre supérieure : c'était une sorte de tremblement qui pendant quelques secondes l'agitait rapidement. Ces mouvements convulsifs terminés, l'enfant était pris d'un rire involontaire qui lui donnait une expression bizarre, un air hébété. Ces accidents, le plus ordinairement spontanés, se reproduisaient à l'occasion de la plus légère émotion sous l'influence du moindre reproche. Au début, ces grimaces lui valurent plus d'une correction.

Vers l'âge de 9 ou 10 ans, les convulsions perdent de leur caractère local : il y a incontinence nocturne, premier indice qui révèle l'apparition des accès épileptiques. Ceux-ci, quand ils furent observés pour la première fois, présentèrent les caractères suivants : sans tomber, tout à coup le jeune malade était pris de convulsions toniques dans le bras droit et les muscles du cou du même côté, le corps étant tordu sur son axe de gauche à droite, les jambes restant immobiles. La face, pendant ce temps, était agitée de secousses très-rapides et les yeux roulés dans leur orbite. Quelquefois la langue était mordue et un peu d'écume mouillait les lèvres. Chose digne de remarque, l'intelligence restait intacte au milieu de cette phase convulsive; il n'y avait pas de perte de connaissance, pas même cet état d'obnubilation qui caractérise l'étourdissement. Le malade entendait ce qu'on disait autour de lui, apercevait les objets qui étaient dans la direction de la pupille portée en haut, et en dedans.

A part un léger tremblement dans les muscles enroidis, aucun mouvement. Les muscles glottiques participaient eux aussi aux convulsions, car un cri rauque s'échappait de la gorge du patient.

Ces attaques duraient au plus deux ou trois minutes, après quoi le malade reprenait ses occupations; néanmoins, pendant les deux ou trois heures suivantes, il était moins apte au travail, la mémoire, très-bonne du reste, se refusait alors à tout effort.

Le retour des accès n'avait rien de régulier; ils revenaient toutefois plus fréquents la nuit que le jour et déterminaient de l'incontinence nocturne d'urine. Il arrivait au malade de se réveiller la langue douloureuse avec de l'écume sanglante à la bouche, puis il se rendormait presque aussitôt et profondément. Le sommeil s'emparait même quelquefois de lui après les attaques diurnes.

Ce n'est qu'à l'âge de 15 ans que les attaques se renouvelèrent plusieurs fois par jour. Vers cette époque il en eut jusqu'à vingt. Une aura avertissait le malade du retour des convulsions. Il commençait par sentir un léger frémissement dans tout le côté droit de la figure, puis un malaise et une sensation de vide et de constriction à l'épigastre, et enfin un frisson tout le long de la colonne vertébrale. Pas de chute, car ainsi prévenu il avait le temps de s'asseoir.

Les attaques nocturnes semblent plus fortes, les convulsions plus générales. Ainsi le malade est réveillé par des mouvements dans les membres supérieurs et inférieurs, ou plutôt par un tremblement qui secoue tout son corps. Il a toute sa connaissance et pourtant il ne peut remuer ni crier. C'est alors qu'il lui arrive d'uriner dans son lit, à son escient, sans qu'il puisse s'en empêcher.

Enfin, il est à noter que les accès nocturnes ne se ressemblent pas tous, puisqu'il est arrivé au malade de se trouver le matin, par terre, fatigué, brisé, courbaturé, les yeux saillants et hagards, la tête pesante, les bras contus. C'est qu'alors il y avait eu assurément perte de connaissance, grand accès, coma, etc.

Au mois de novembre 1877, à l'Hôtel-Dieu, salle Saint-Denis n° 6, il eut des attaques nombreuses pendant cinq ou six jours. Il paraitrait même qu'il a eu du délire, ainsi qu'en témoigne un certificat qu'il nous a présenté, signé de M. le Dr Frémy.

Etat actuel. — Le malade a plusieurs accès par jour. Il est difficile de les rapporter à une des formes connues de l'épilepsie : ce n'est ni la forme vulgaire, ni le vertige ni l'absence. En effet, tout à coup, des mouvements se produisent dans les lèvres, des frissons lui parcourent le dos, les yeux tournent, c'est le commencement de l'attaque : elle n'éclate pas brusquement ; elle donne au malade le temps de prendre ses précautions. Il tombe un genou à terre, pendant que de la main gauche il se cramponne à tout ce qui peut lui donner un point d'appui. Le bras et la main droite se contournent en arrière, la main reste largement ouverte et les doigts tendus et écartés. La tête est tournée du côté opposé agitée de petits mouvements; la face est grimaçante, turgescente, rouge; les paupières entr'ouvertes laissent voir l'œil roulant en divers sens; un bruit sourd, confus, s'échappe de la gorge. Tout à coup le malade se relève en disant « c'est fini ». Son visage encore violacé présente une expression niaise, et après quelques secondes il reprend son allure ordinaire jusqu'au nouvel accès. L'attaque dure à peine une minute. Pendant qu'il est dans la situation que nous venons de décrire, si on explore la sensibilité, on n'obtient aucun signe accusant sa persistance, mais l'accès fini, le malade nous rendait parfaitement compte de ce qu'on lui avait fait, chatouillement, pincement, etc., il racontait mot pour mot ce qu'on avait dit et affirmait avoir vu les objets environnants quand son œil les rencontrait.

Plusieurs fois, nous avons eu l'occasion de vérifier le fait, et il n'est pas contestable que dans ses accès, notre malade ne perdait nullement la connaissance, la sensibilité, etc., car il se souvenait, s'il ne réagissait immédiatement.

Dans l'intervalle des accès, il se produisait souvent de petits mouvements convulsifs dans l'un ou l'autre côté de la figure. Pendant la nuit, les attaques ont provoqué quelquefois de l'incontinence d'urine. Nous n'avons pu assister à ces accès nocturnes, mais d'après le dire des malades voisins et d'après la fatigue éprouvée au matin par le jeune R. L., qui s'est parfois jeté, à son insu, hors de son lit, on est en droit de supposer qu'ils étaient plus complets, plus violents que les diurnes.

Observation IV. — Le 6 mars 1878, le nommé B., (Léon), âgé de 20 ans, employé de magasin, atteint d'épilepsie, entre dans le service de M. le Dr Audhoui, à l'hôpital Temporaire, salle Sainte-Anne, n° 8.

Père mort à 32 ans, mère morte à 27 ans d'affection pulmonaire, probablement tuberculeuse.

Aucune maladie nerveuse dans la famille.

B. L. a fait une fluxion de poitrine à 9 ans et une fièvre muqueuse ensuite. Ne sait pas s'il a eu des convulsions dans son enfance, mais il a eu de l'incontinence nocturne d'urine jusqu'à l'âge de 9 ou 10 ans; jamais depuis cette époque. Seulement, comme nous le verrons plus loin, depuis qu'il a eu des accès d'épilepsie, il a de la spermatorrhée.

Il y a quinze mois environ, pendant son travail, le malade éprouva tout un coup un sentiment de faiblesse dans tout le côté gauche avec picotements désagréables, analogues à des milliers de piqûres d'aiguille, et sensation de chaleur provoquant des sueurs sur toute la moitié gauche du corps. Ces sensations bizarres se sont répandues sur toute la moitié gauche du corps; la face est devenue rouge, couverte de gouttes de sueur.

A ce moment, B. L. est tombé sur le côté gauche, la jambe repliée sur le tronc, les muscles du cou enroidis, la tête tournée à droite et la face portée en haut. Les yeux sont également convulsés, mais la vue n'est pas abolie. Ainsi frappé, le malade entendait et voyait tout, mais ne pouvait parler. A part les convulsions toniques, il reste inerte pendant toute la durée de l'attaque et ne fait aucun mouvement.

La fin de l'attaque s'annonce par de grands frissons qui parcourent tout le corps. L'attaque terminée, le malade reste fatigué, l'intelligence obtuse; pendant deux ou trois heures, il marche difficilement, mesure mal les distances qui lui paraissent plus courtes, ce qui occasionne chez lui plus d'une chute. Les pavés lui paraissent plus élevés qu'ils ne sont en réalité; en un mot il lui semble, dit-il, voir à travers un verre grossissant.

Telle fut la première attaque, et telles furent les suivantes aussi. La seconde a eu lieu deux mois après la première et semblable à celle-ci. Depuis il en a eu une, quelquefois deux par mois. Elles reviennent aussi bien la nuit que le jour. Elles semblent provoquées par un travail excessif, la fatigue, la chaleur; car dans ces circonstances elles manquent rarement de faire apparition.

Nous avons déjà signalé la fréquence de ses pollutions nocturnes. C'est sans doute à ces pertes séminales qu'il faut attribuer la pâleur et la faiblesse du malade. Le malade avait eu une attaque la veille de son entrée à l'hôpital; il en a eu une autre le 25 du même mois.

Ces deux observations si remarquables nous ont fait décrire une forme spinale. A quelle forme faut-il rapporter ces deux cas? Ce n'est ni la forme vulgaire, ni le vertige, ni l'absence. Dans aucune de ces formes, il n'y a, et c'est le caractère différentiel, intégrité de la conscience. Elle est, au contraire, toujours complètement abolie, le malade ne conservant aucun souvenir de ce qui lui est arrivé. Chez nos malades, le fait dominant, c'est le désordre du mouvement. On pourrait alors hasarder que ce n'est pas tant encore l'anéantissement subit et temporaire des puissances cérébrales qui spécialise l'accès d'épilepsie, mais que c'est surtout la convulsion, le spasme; on ne le voit, lui, jamais manquer, qu'il soit étendu à un plus ou moins grand nombre de muscles ou qu'il soit limité aux fibres lisses des vaisseaux, le spasme est constant.

CHAPITRE V.

MARCHE. — DURÉE. — TERMINAISON.

Deux choses doivent fixer l'attention de l'observateur, dans l'épilepsie, abstraction faite des accès et de leurs causes, c'est le retour des attaques et leur influence sur l'organisme entier.

L'épilepsie, en tant que syndrôme, n'a pas de marche à elle spéciale; elle suit l'affection génératrice.

Le retour des accès n'a rien de fixe et cela ne saurait surprendre lorsqu'on se rappelle les lois qui régissent les centres nerveux : à l'excitation succède l'épuisement. Toute l'explication est dans ces deux mots et il n'est pas nécessaire d'avoir recours à l'hypothèse fort ingénieuse, du reste, de Schroder van der Kolk comparant le bulbe à une bouteille de Leyde et l'accès épileptique à l'étincelle que décharge l'appareil pour avoir la raison de l'intermittence des accès. Que sous une influence particulière la moelle allongée qu'on regarde aujourd'hui comme le point de départ, le foyer des accidents convulsifs, reçoive une excitation convenable, s'il y a prédisposition, l'attaque a lieu, suivie d'une période de calme provoquée par l'épuisement de la force nerveuse, et d'une durée variable, quelquefois en rapport avec l'intensité des accidents. C'est ainsi qu'on voit de petits accès se répéter, dix, quinze, vingt, cent fois par jour. De là, cette conséquence que chez des individus excessivement nerveux, la plus légère excitation provoque l'accès (enfants), et cette autre, qu'à la longue, à force de subir l'irritation fonctionnelle de l'insultus, le bulbe peut donner naissance à une série d'attaques subintrantes.

Les accès composés ou paroxysmes qui constituent ce qu'on a appelé l'état de mal (status epilepticus) surviennent toujours longtemps après le début des accidents lorsque le mal est invétéré. Ils sont caractérisés par ce fait qu'un accès à peine terminé, un autre commence et ainsi de suite, le précédent recouvrant le suivant, pour traduire l'expression pittoresque de Trousseau, appelant les accès composés des attaques imbriquées. Dans leurs courts intervalles le patient est dans le coma ou il a du vertige, un délire sombre, des impulsions au suicide, au meurtre, à l'incendie, etc.

Il n'est pas très-rare que chez la femme les accès coïncident avec le retour mensuel des règles. Nous voyons dans cette coïncidence la confirmation de ce que nous disions tout à l'heure. C'est, en effet, un moment propice aux manifestations nerveuses : les femmes sont alors plus impressionnables, elles sont souvent dans un état de souffrance assez marqué, tout leur organisme est surexcité. Nous avons vu dans le service de M. le Dr Audhoui, une malade dont les accès reviennent périodiquement, tous les mois avec l'apparition des menstrues.

Quoi qu'il en soit, le retour des accès est ordinairement irrégulier. Dans les premiers temps ils sont ordinairement séparés par de longs intervalles libres, un ou plusieurs mois, des années. On a vu des malades qui ont été quittes après un seul accès, d'autres qui n'ont eu le second que plusieurs années après le premier, etc.

Cependant, règle générale, ils se rapprochent, éclatent tous les deux mois, tous les mois, toutes les semaines, tous les jours et plusieurs fois par jour.

A tous les âges, les accès peuvent être occasionnés, mais par des causes différentes, et en se plaçant à ce point de vue, on pourrait d'une façon générale, laissant de côté les exceptions, dresser une échelle de causes suivant les âges et indiquer ainsi très-approximativement, il est vrai, les différentes époques où se montre de préférence la maladie comitiale. On reconnaît de la sorte que l'épilepsie peut apparaître :

1° Dans les premières années de la vie, par le fait d'un vice de conformation, de la dentition de l'impressionnabilité des sujets, de la présence de vers intestinaux.

2° Vers l'époque de la puberté, de douze à vingt ans, d'après le professeur Lasègue, l'épilepsie serait presque toujours alors symptomatique de malformations crâniennes.

3° De vingt à quarante ans, ce sont surtout les intoxications, la syphilis, qui créent ou mettent en jeu la prédisposition aux accès convulsifs.

4° Enfin, dans la vieillesse, l'épilepsie est liée aux maladies cérébro-spinales, à la méningo-encéphalite diffuse, etc., à l'épaississement des os du crâne.

Le plus grand nombre de cas serait observé avant l'âge de vingt ans, selon Hippocrate. D'après les modernes, ce serait de vingt à trente qu'ils auraient leur maximum de fréquence. Enfin, M. le professeur Lasègue croyant l'épilepsie surtout liée aux vices de conformation du crâne, ainsi que nous avons eu l'occasion de le dire précédemment, fixe la date habituelle de son apparition entre douze et dix-huit ans, époque où l'ossification s'achève déterminant la forme et la capacité de l'enveloppe inextensible de l'encéphale.

Nous n'avons jusqu'ici envisagé les accès que comme des manifestations intermittentes, symptôme d'un état morbide (lésion organique ou trouble fonctionnel) persistant, mais plus ou moins manifeste pendant les intervalles des paroxysmes. Il nous reste maintenant à voir l'état du malade ou mieux le malade lui-même, en dehors de ses attaques ; à examiner l'influence qu'exercent sur les organes et les fonctions ces paroxysmes plus ou moins répétés et plus ou moins violents. En un mot, abstraction faite des autres troubles symptomatiques des lésions cérébrales ou autres ayant produit l'épilepsie, quelles modifications dans l'habitus extérieur et quelles perturbations dans les facultés intellectuelles, morales, affectives, etc. Faut-il imputer à la maladie comitiale, considérée isolément, comme puissance modificatrice de l'innervation cérébro-spinale?

Habitus extérieur de l'épileptique.

Nous n'avons pas l'intention de répéter ici ce que nous avons exposé dans le chapitre précédent. Il ne s'agit pas précisément, en effet, de décrire les difformités plus ou moins accentuées qu'on rencontre chez les épileptiques. Nous avons considéré ces malformations comme des conditions pathogéniques et non comme des effets du syndrôme. Nous avons également constaté des arrêts de développement et des atrophies. L'interprétation de ces faits est difficile sans le secours de l'anatomie pathologique.

Ces lésions de nutrition unilatérales, comment faut-il les expliquer? Faut-il invoquer une compression, une lésion cérébrale? J'incline vers l'idée d'une compression à cause des déformations du squelette céphalique chez nos malades, et l'absence de phénomènes antérieurs capables de faire supposer une lésion, tumeur ou phlegmasie.

Les auteurs n'ont guère insisté sur ces faits d'un intérêt considérable pourtant; ils se contentent de les signaler et non toujours; ils les donnent comme exceptionnels. Je ne puis rien conclure de trois observations que je rapporte, mais je me demande par quel heureux hasard j'ai pu en même temps observer trois cas semblables s'ils son si peu communs? Il faut quelquefois beaucoup chercher pour trouver, et si M. le Dr Audhoui a eu à la fois dans son service ces trois malades, ou plutôt s'il a constaté chez eux ce défaut de symétrie entre les deux moitiés du corps, n'est-ce pas parce qu'il avait soin d'examiner et de comparer toutes les parties, son attention ayant été une fois éveillée?

Que ces difformités soient rares ou fréquentes, en tous cas, elle n'impriment pas au facies de l'épileptique une physionomie spéciale, comme les accès souvent répétés. Il va de soi qu'au début, dans les intervalles de calme, rien, dans son habitus extérieur, ne révèle les épouvantables assauts auxquels est exposé le malheureux malade. Nous l'avons indiqué déjà, le paroxysme achevé, tout rentre dans l'ordre, au physique comme au moral. Le visage en conserve cependant quelquefois des traces : il est comme bouffi, d'un rouge violacé; le front est souvent couvert d'ecchymoses punctiformes semblables à des piqûres de puce, indice de l'énorme distension des vaisseaux qui ont même fini par se rompre. La langue, quand elle a été fréquemment mordue, a ses bords mâchonnés et déchiquetés. Les yeux sont saillants, mais ce n'est que plus tard qu'ils deviennent hagards. Quant aux paralysies hémiplégiques qui caractérisent la forme apoplectique du haut-mal, quant aux contractures, on sait qu'elles sont essentiellement temporaires.

Dans une période plus avancée, la physionomie de l'épileptique prend quelque chose de sauvage et de dur. « L'épilepsie, dit Esquirol (1), n'est pas seulement une maladie épouvantable par la violence de ses symptômes, désespérante par son incurabilité, elle l'est encore par ses funestes effets sur le physique et le moral de ceux qui en sont atteints. »

« Les traits de la face grossissent, ajoute-t-il, les paupières inférieures se gonflent, les lèvres deviennent épaisses, les plus jolis visages s'enlaidissent. Il y a dans le regard quelque chose d'incertain, les yeux sont vacillants, les pupilles dilatées, les veines frontales et temporales restent plus apparentes. » En outre, des mouvements convulsifs peuvent se produire en dehors des accès et agiter soit le masque facial, soit l'un des membres. On a encore signalé l'aphonie, le trismus et autres contractures, le strabisme, l'amaurose, des paralysies définitives, etc., comme reliquats possibles de l'épilepsie invétérée.

(1) Esquirol. Des maladies mentales. Epilepsies.

Des facultés intellectuelles, morales, affectives de l'épileptique.

Certes, le tableau des infirmités physiques qui attendent l'épileptique est navrant, néanmoins celui des infirmités psychiques qui le menacent l'est plus encore. Elles intéressent non-seulement le clinicien, mais encore et surtout le médecin légiste.

« Les troubles intellectuels qu'on observe chez les épileptiques, dit Falret, doivent être divisés en trois catégories principales : (1)

1° « Ceux qui se manifestent chez les malades dans l'intervalle de leurs accès sont indépendants de ces accès, et constituent l'état mental habituel des épileptiques; 2° ceux qui, survenant passagèrement avant, pendant ou après l'attaque, peuvent être considérés comme de simples épiphénomènes de cette attaque elle-même; 3° enfin des troubles intellectuels d'une plus longue durée, qui, survenant sous forme d'accès, soit en relation directe avec les accidents convulsifs ou vertigineux, soit d'une manière indépendante, méritent spécialement le nom de folie épileptique. »

A. La maladie comitiale, en arrachant les patients à la vie commune, exerce sur leurs facultés, leurs sentiments, leur caractère, une action dépressive d'autant plus rapide et fatale qu'ils sont plus impressionnables. Dès les

(1) Falret. De l'état mental des épileptiques, Arch. gén. de méd., 1860 1861.

premières attaques, on trouve de ces malheureux qui attristés et comme honteux, restent affaissés, abattus, découragés.

L'irritabilité et la colère sont les traits saillants du tempérament de ces malades (1). La mémoire s'affaiblit, l'intelligence se dégrade, les idées deviennent confuses, le caractère ombrageux et perfide; ce qui faisait dire à Esquirol : « Qu'un ami épileptique n'est pas un don du ciel. »

B. La seconde des perturbations psychiques, c'est-à-dire celles qui surviennent passagèrement *avant*, *pendant* ou *après* l'attaque, mérite une mention spéciale; car elles sont d'une haute importance au point de vue de la médecine légale. Les troubles intellectuels et moraux qui, dans certains cas, précèdent les accès et les annoncent, sont très-variables : ce peut être une simple modification du caractère, qui devient sombre, irritable, une obnubilation de l'intelligence, ou encore un sentiment de bien-être exagéré, des hallucinations, etc. Il est des épileptiques qui, avant l'attaque, se livrent à des violences dont ils ne sont aucunement responsables.

Au lieu des vertiges ou des convulsions générales, on peut voir chez quelques épileptiques, constituant quelquefois toute l'attaque, un délire tantôt léger, tantôt violent, toujours caractérisé par son invasion brusque et sa courte durée. Dans les cas graves, c'est un délire furieux pendant lequel les malheureux sont aveuglément entraînés aux actes les plus criminels. L'accès fini, le ma-

(1) Morel. Traité des maladies mentales.

lade n'a ordinairement aucun souvenir de ce qu'il a fait.

Mais, dans les circonstances ordinaires, après une attaque convulsive ou vertigineuse, la plupart des individus, pendant quelques heures ou plusieurs jours, gardent de l'hébétude, de la confusion des idées, de l'obtusion de la mémoire, de l'inaptitude au travail. C'est surtout lorsque la prostration, la stupeur dans laquelle les a plongés une violente attaque se prolonge outre mesure, qu'on voit apparaître le délire furieux qui les rend si redoutables, si dangereux et pour eux et pour leurs semblables.

Enfin, les troubles intellectuels, à mesure que le mal s'enracine, pour ainsi dire, dans les centres nerveux, deviennent plus graves et plus persistants, et se manifestent par de véritables accès de folie. On distingue en général, avec Falret, deux formes de la folie épileptique, le *petit mal intellectuel* et le *grand mal intellectuel*, dont les manifestations varient d'intensité, depuis le simple obscurcissement passager de l'intelligence jusqu'à l'agitation maniaque la plus furieuse. Ces accès de délire, de rage épileptique, se prolongent ordinairement pendant quelques jours.

« Dans la troisième période, on voit l'épileptique perdre de plus en plus son caractère délirant, dit Morel (1), pour venir se fondre dans l'universalité des symptômes qui signalent la démence et la paralysie générale. »

(1) Morel. Loc. cit.

Nous sommes bien loin d'en avoir fini avec l'étude de l'épilepsie ; il nous resterait encore à traiter plusieurs côtés de la question et des plus importants, le diagnostic, le pronostic et le traitement, etc. ; mais nous n'avons pas entrepris une étude complète qui serait au-dessus de nos forces ; nous avons voulu présenter quelques considérations sur cette maladie si effrayante, en insistant principalement sur les malformations du crâne. Heureux si, dans ces limites plus restreintes, nous avons pu obtenir l'approbation de nos juges.

Paris. — A. PARENT, imprimeur de la Faculté de Médecine, rue M.-le-Prince, 29-31.

www.ingramcontent.com/pod-product-compliance
Ingram Content Group UK Ltd.
Pitfield, Milton Keynes, MK11 3LW, UK
UKHW020342220726
13923UKWH00004B/1532

9 782019 664985